PROJET

D'UNE

ENQUÊTE SANITAIRE

LETTRE ADRESSÉE

À M. le Ministre de l'Agriculture

Par un HYGIÉNISTE

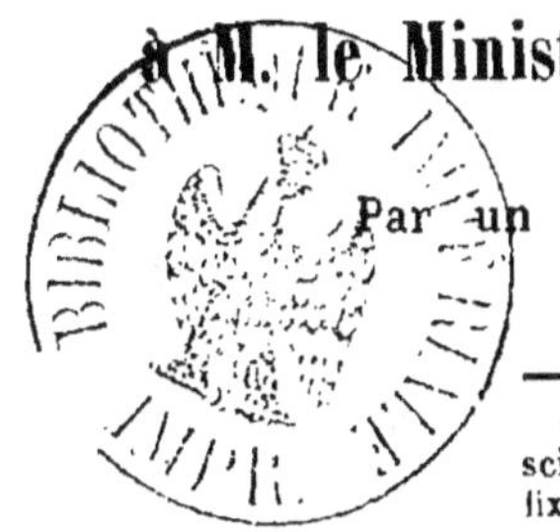

> Que d'autres étendent les bornes de nos sciences, je me croirai plus utile si je peux fixer celles de notre ignorance.
>
> BERNARDIN DE ST-PIERRE.

> L'idée est comme une graine tombée sur une terre fertile ; elle naît et grandit selon qu'elle trouve des esprits assez sérieux et assez habiles pour la féconder et lui faire porter fruit.　　NEWTON.

Prix : 30 centimes.

PARIS

CHEZ FRÉDÉRIC HENRY, LIBRAIRE-ÉDITEUR

Galerie d'Orléans (Palais-Royal)

1865

AUX LECTEURS.

Quelques mots sur les raisons qui m'ont engagé
à adresser la présente requête
à M. le Ministre de l'Agriculture.

Je ne suis ni médecin, ni pharmacien, ni rebouteur, ni
somnambule.

Je n'exerce aucun commerce, et, en formulant mon
projet d'enquête sanitaire, je n'ai pu avoir en vue que
l'intérêt de l'humanité.

Serai-je plus heureux dans cette tentative que dans
celles que j'ai faites à diverses reprises (1) pour voir
améliorer le sort de bons animaux qui, chaque jour, nous
rendent des services inappréciables ?

Je n'ose l'espérer.

Ceux qui ont écrit pour déraciner des abus, détruire
des préjugés, provoquer des réformes nécessaires, ont pu
juger de ce qu'il en coûte de peines, d'argent et de tri-
bulations de toute nature pour attirer seulement l'attention
sur une idée utile.

Presque tous sont morts à la tâche, bien peu ont pu
jouir du fruit de leur labeur.

(1) Ouvrages de Zoophylie chez Frédéric Henry, libraire-éditeur. Palais-
Royal. galerie d'Orléans (Paris).

Néanmoins, ces considérations ne m'arrêtent point, et, quoique étant certain d'avance qu'un miracle ne se produira pas en ma faveur, et que mon projet sera enterré comme tant d'autres au fond d'un carton, je le produis devant l'opinion publique, espérant qu'un jour il y sera donné suite.

Je pense que tous les êtres de la création, sauf les nuisibles et les méchants, sont dignes d'intérêt.

J'avoue cependant que les faibles et les persécutés me préoccupent beaucoup plus que les autres.

C'est à raison de cette manière de voir que le sort des animaux m'a toujours touché, et que j'ai même manifesté, à l'occasion, ma sollicitude pour les végétaux.

La mort de beaux arbres que je suis habitué à voir depuis mon enfance et qu'on massacre souvent sans aucun souci et sans grande nécessité, m'attriste profondément.

Par suite de cette sensibilité, peut-être poussée un peu à l'excès, chaque fois qu'il m'arrive d'apprendre la fin prématurée d'un de mes semblables, je suis toujours porté à croire, et cela souvent avec raison, que le décédé n'a pas été soigné convenablement.

De nombreux exemples parvenus à ma connaissance prouveraient, si l'on voulait bien se renseigner, que les erreurs des médecins sont multipliées, et que chaque jour elles tendent à devenir plus fréquentes.

Il y a là un mal social contre lequel il importe de réagir.

Je ne prétends pas que mon projet réalisé suffira pour arrêter les progrès de ce mal; mais je pense qu'il pourra provoquer d'autres propositions qui surgiront, je n'en doute pas, et il est à croire que quelques-unes seront de nature à faire disparaître bien des hérésies et des charlatanismes.

La longueur de la vie humaine est de cent ans; cependant peu d'hommes parviennent à cet âge quand, au contraire, les animaux à l'état libre atteignent presque tous leur plus grande longévité.

Pourquoi cette triste comparaison à notre désavantage ?

Parce que la constitution chétive et défectueuse de certaines natures d'hommes ne laisse aucun espoir à la longévité ;

Parce que beaucoup d'entre nous se laissent aller à des excès qui les tuent,

Et parce qu'enfin bien des gens ne connaissent aucunement les premiers symptômes de chacune des maladies qui affligent l'humanité.

Ne voulant pas, lorsqu'ils se sentent indisposés, s'adresser immédiatement à un *médecin ordinaire* auquel il n'ont pas confiance ou à un *médecin extraordinaire* dont ils n'ont pas les moyens de payer les visites, ils laissent souvent aggraver une maladie qui, prise au début, n'aurait nécessité que quelque repos et l'achat presque insignifiant, quant au prix, d'une plante salutaire.

L'enquête que je propose et les résultats qu'elle donnera ne pourront guère prolonger la vie de ceux que je cite en premier, les hommes qui ne sont pas nés pour atteindre une grande longévité et ceux qui se tuent eux-mêmes par leur incontinence, mais elle sera utile aux personnes dont la santé compromise accidentellement n'aurait besoin, pour reprendre son état normal, que de quelques médicaments peu coûteux.

Paris, le 15 octobre 1864.

Monsieur le Ministre,

Mieux vaut prévenir que réprimer : c'est là une maxime dont l'homme reconnaît la sagesse à toute heure de la vie.

Les gouvernements, comme les individus qui la mettent en pratique constamment, en retirent une grande somme de bien-être moral et matériel.

En vertu de cette maxime, l'administration supérieure travaille à répandre l'instruction en France afin de diminuer les causes de désordre dont l'ignorance est la source première.

Il y a tout lieu d'espérer que ses efforts seront couronnés de succès; par eux la misère sera moins grande, comme aussi le nombre des crimes diminuera au fur et à mesure que l'instruction se répandra parmi le peuple, et ce sera là un grand bien obtenu.

Cependant l'idée louable d'une telle amélioration ne saurait faire oublier ou négliger d'autres réformes non moins désirables. Il en est une surtout pour laquelle je viens faire appel à votre sollicitude.

Il s'agit de la santé du peuple.

La santé du corps est au moins aussi nécessaire que celle de l'esprit, et l'hygiène publique importe essentiellement à la société.

Cette partie indispensable à la prospérité d'une nation ne saurait être négligée un seul instant. La santé permet à l'homme des travaux qu'il ne peut accomplir sans elle. Quand le corps est malade, l'esprit l'est aussi, *mens sana in corpore sano*, et il est permis de dire avec juste raison que l'hygiène publique est la base de l'édifice social.

Est-il possible de prétendre que là, comme ailleurs, l'administration apporte toute son attention?

Doit-on penser qu'elle use de tous les moyens dont elle peut disposer pour veiller à la santé publique ?

Je ne crois pas qu'il soit possible de répondre ici affirmativement, et je viens indiquer les réformes qui me paraissent nécessaires, et les études qui devraient être faites pour préparer ces réformes.

On sait que les hôpitaux sont toujours encombrés.

Bien souvent les malades sont obligés d'attendre des vacances pour pouvoir y être admis.

On n'ignore pas non plus que cet état de choses nécessite la création de nouveaux établissements afin de soulager un plus grand nombre de malades.

Si, en cette circonstance, on appliquait encore la maxime : *Mieux vaut prévenir que réprimer*, quelle économie, quel bien ne retirerait-on pas des mesures qui en seraient la conséquence !

Les moyens d'application pour opérer une aussi importante réforme sembleront difficiles sans doute ; cependant en cherchant un peu ils ne seront peut-être pas jugés impossibles.

Nous avons aujourd'hui un assez grand nombre de maladies qui déciment la population, et cela parce que les causes qui les font naître sont multipliées.

Les Anciens, qui ne reconnaissaient que deux sortes de causes à leurs maladies : l'intempérie des saisons et les influences lunaires, étaient bien moins affligés que nous.

Diminuer les causes de nos maux,

Rechercher les remèdes les plus efficaces et les moins coûteux pour les guérir,

Tels sont les deux moyens qui me paraissent devoir être employés d'une façon urgente pour ramener la santé publique à l'état florissant dont elle jouissait dans l'antiquité.

On pourrait espérer arriver à ce résultat de la manière suivante :

Faire une enquête sanitaire et procéder comme cela a lieu lors du recensement quinquennal.

Pour satisfaire à l'enquête sanitaire on demanderait à chaque habitant :

Son âge ?

Sa profession ?

Quelles sont les infirmités qu'il a eues ?

En cas de guérison, quelle médication il a employée ?

Quelle hygiène il a toujours suivie ?

Je me hâte de dire que ces renseignements seraient volontaires, afin d'ôter toute forme inquisitoriale à l'enquête que je propose.

Beaucoup de gens, je n'en doute pas, se refuseraient à fournir les renseignements qui leur seraient demandés,

Mais beaucoup d'autres les donneraient.

Ces derniers seraient ceux dont la vie privée peut supporter tout commentaire et qui, en outre, comprendraient tout le bien qui résulterait de leurs renseignements.

D'ailleurs l'égoïsme dont on accuse souvent l'homme ne va pas jusqu'à l'empêcher de divulguer à son semblable les moyens qu'il a employés pour entretenir sa santé ou guérir certaines affections.

Voici le bien qu'on retirerait sans doute de l'*Enquête sanitaire* :

Les médicaments nuisibles seraient dénoncés et leur usage serait proscrit. Ordinairement, ces médicaments sont ceux qu'on fait payer fort cher au public.

D'autres, au contraire, très-peu employés, quoique d'une efficacité incontestable, seraient recommandés et adoptés partout. Les remèdes à la portée de toutes les bourses sont précisément dans cette catégorie

Le charlatanisme et la cupidité d'aujourd'hni en ont fait oublier l'usage et ils en cachent soigneusement les vertus.

Le charlatanisme qui s'exerce sur les passions et la vanité de l'homme est acceptable ; c'est une industrie légale.

Le charlatanisme qui s'exerce sur la santé publique est un crime de lèse-humanité.

L'*Enquête sanitaire* tuerait les empiriques diplômés ; alors le charlatanisme qui trompe les malades irait rejoindre toutes les puissances déchues, et le nombre des maladies qui affligent la société diminuerait d'une façon notable.

Parmi les affections qui sévissent le plus en France, on doit citer : *la phthysie et l'aliénation mentale.*

Pour démontrer la nécessité de l'*Enquête sanitaire* que je demande, je choisis pour type ces deux maladies, qui sont aujourd'hui, entre toutes, les plus meurtrières, les plus progressives et les plus incurables.

La phthysie est attribuée généralement à une mauvaise nourriture, à un rhume négligé, ou à une constitution défectueuse et portant en elle, par transmission, le germe de la maladie.

L'aliénation mentale est le résultat de commotions violentes dans le moral des individus ; quelquefois encore elle est due à l'absorption de spiritueux qui atteignent les facultés cérébrales.

C'est aussi assez souvent une maladie héréditaire.

Pour opérer la cure de la phthysie, quantité de remèdes ont été et sont encore donnés, ou, pour mieux dire, vendus très-cher aujourd'hui. Les industriels qui les prônent en garantissent l'efficacité, et néanmoins, les malades, après avoir dépensé beaucoup, eux ou les leurs, pour obtenir guérison, succombent à peu près tous.

Parmi les médicaments préconisés on cite : l'iode, l'huile de foie de morue, la revalescière, la farine de maïs, etc. Il serait nécessaire de connaître d'une façon certaine le nombre de cures attribuables à chacun de ces médicaments.

L'*Enquête sanitaire* jetterait quelque lumière sur le traitement de la phthysie, et tout médicament reconnu impuissant serait prohibé, attendu qu'un remède qui n'opère point n'est pas seulement inoffensif, il est encore pernicieux par cela même que, pendant que le malade l'emploie inutilement, un remède efficace agirait.

L'inaction d'un médicament cause souvent la mort d'un malade.

L'*Enquête sanitaire* ferait aussi connaître quelles sont les professions qui donnent le plus de victimes à la phthysie, comme aussi quels sont ceux de nos départements où cette maladie a peu de prise sur les habitants.

Quant à l'aliénation mentale, s'il est vrai qu'il faut l'attribuer en grande partie à l'usage des spiritueux, surtout à l'absinthe, je ne vois pas pourquoi l'absinthe ne serait pas prohibée, et pourquoi le débit de certaines liqueurs ne serait pas frappé de droits assez élevés pour en diminuer la vente.

Il est encore beaucoup d'autres affections que je pourrais signaler et pour lesquelles certaines personnes expérimentées *mais non diplômées* ont des moyens de guérison infaillibles.

Des malades atteints de quelques-unes des affections suivantes : cancer, épilepsie, mal d'yeux, goître, panaris, squirrhe, ragades, ténia, tumeur cancéreuse, ulcère, etc., etc., se sont vus guérir par des moyens excessivement simples et surtout peu coûteux. Les remèdes employés par leurs guérisseurs sont méprisés par la science, je ne sais pourquoi ; c'est là un fait bien regrettable.

Je vais citer un exemple à l'appui de cette triste vérité.

Un chirurgien célèbre, un praticien qui n'aimait pas précisément les moyens de guérison peu coûteux et qui, à raison de cette particularité, amassa près de sept millions de fortune, reçut un jour. à l'hôpital où il faisait ses cours, une jeune fille affectée d'une tumeur cancéreuse à l'avant-bras.

Quelques jours après son entrée à l'hôpital, la tumeur de la malade fut l'objet de l'attention particulière du savant praticien.

Devant ses élèves il déclara qu'il n'y avait aucun autre moyen de salut pour la malade que..... l'amputation du bras.

En entendant cette terrible décision, la jeune fille faillit se trouver mal ; néanmoins elle surmonta son émotion et déclara qu'elle aimait mieux s'en rapporter à la décision de la nature qu'à celle du chirurgien.

Celui-ci fit enlever la pancarte placée à la tête du lit de la malade, qui fut renvoyée de l'hôpital...... heureusement pour elle.

Elle retourna dans son pays, une petite commune située à peu de distance de Paris. Le maire de l'endroit, homme de bon sens et d'expérience, vit la malade, fit appliquer sur sa tumeur des cataplasmes de certaines herbes dont il connaissait les vertus. Au bout de quinze jours de traitement, la malade allait assez bien ; un mois après elle était guérie !

Il est peu de personnes qui n'aient connaissance de pareils faits. Il est certain que des guérisseurs, vulgairement appelés *rebouteurs*, possèdent le secret de remèdes excellents.

Il est certain aussi que des vieillards expérimentés et quasi centenaires connaissent le moyen de prolonger la vie et de guérir presque gratuitement des maladies pour lesquelles médecins et pharmaciens font payer des sommes folles aux malades. L'*Enquête sanitaire* remédiera à cet abus.

La science médicale qui, aujourd'hui encore, se drape dédaigneusement dans son manteau doublé de grimoires grecs et latins ; la science qui peut mutiler et tuer sous le couvert des lois, doit subir, elle aussi, des réformes semblables à celles que la pratique a fait subir à d'aveugles théoriciens qui ont tout d'abord nié l'application de la vapeur, celle de l'électricité et de tant d'autres découvertes dont l'industrie et les arts ont profité.

Si l'enquête que je désire devait avoir lieu, il serait nécessaire, pour lui donner toute garantie d'impartialité, de la faire faire par une réunion d'hommes de caractères différents : médecins, hygiénistes et hommes doués du sens pratique (je citerai Alphonse Karr pour type de ces derniers), tels sont les éléments dont se composerait chaque commission chargée de procéder à l'*Enquête sanitaire* (1).

Tous les documents de l'enquête seraient reliés, coordonnés, commentés ; la lumière jaillirait là où il n'y a que

---

(1) Pour faciliter le travail des commissions, tout chacun pourrait adresser, par avance, à un bureau central, une note contenant les renseignements ci-inclus énoncés. C'est ce que, pour ma part, je ferais.

ténèbres, et il serait possible d'offrir au peuple un vrai manuel de santé qui, aujourd'hui encore, lui fait complétement défaut.

Je suis avec respect,

Monsieur le Ministre,

Votre très-humble et très-obéissant serviteur.

E. MEUNIER,
Artiste et homme de lettres,
3, rue Couture-St-Gervais.

Nota. — Tout lecteur partisan des réformes que j'ai indiquées ici est prié de communiquer ce petit opuscule aux personnes qui pourront en comprendre la portée et en apprécier les bons effets.

APPENDICE.

M. le Ministre de l'agriculture a répondu à ma requête le 14 novembre ; sa lettre sera insérée, au besoin, dans les journaux.

Paris. — Impr. Paul Dupont.